CATATONIE

ET

Insuffisance Rénale

PAR LES

Drs E. RÉGIS et G. LALANNE

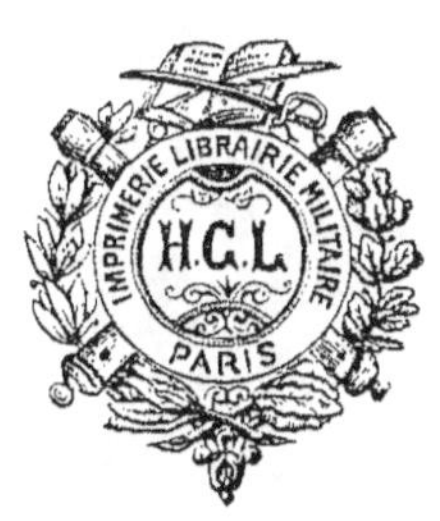

PARIS
HENRI CHARLES-LAVAUZELLE
Éditeur militaire
10, Rue Danton, Boulevard Saint-Germain, 118

(MÊME MAISON A LIMOGES)

CATATONIE

ET

INSUFFISANCE RÉNALE

CATATONIE

ET

Insuffisance Rénale

PAR LES

Dᵣˢ E. RÉGIS et G. LALANNE

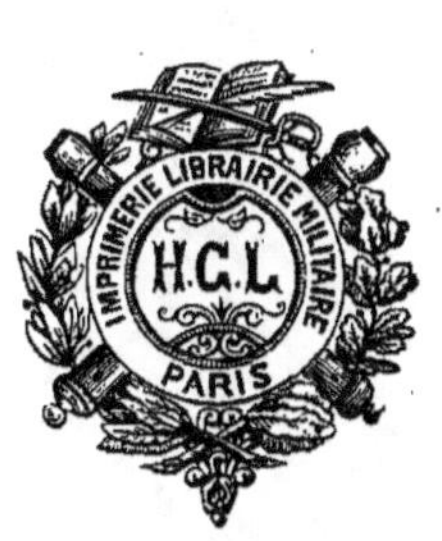

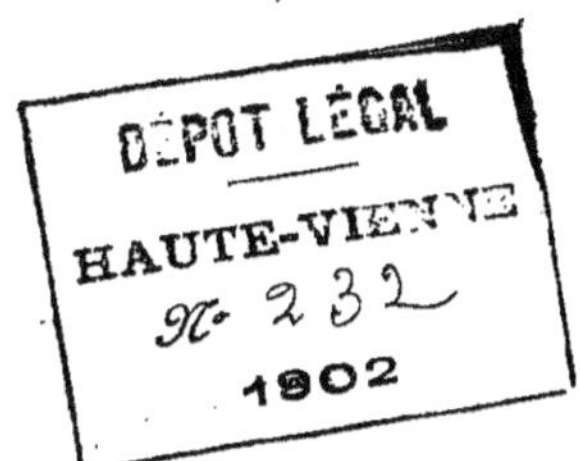

PARIS

HᴇɴʀI **CHARLES-LAVAUZELLE**

Éditeur militaire

10, Rue Danton, Boulevard Saint-Germain, 118

(MÊME MAISON A LIMOGES)

CATATONIE

ET

INSUFFISANCE RÉNALE

Sous le nom de « catatonie », Kahlbaum a décrit, comme on sait, en 1874, un état pathologique constitué à la fois, cliniquement, par des symptômes psychiques reproduisant successivement ceux de la mélancolie, de la manie, de la stupeur, avec confusion mentale, finalement de la démence, et par des symptômes somatiques consistant en phénomènes moteurs variables caractérisés surtout par la raideur musculaire cataleptoïde.

Kahlbaum considère la catatonie comme une entité morbide spéciale, et cette opinion est partagée par certains auteurs à l'étranger. En France, on regarde généralement la catatonie, avec MM. Chaslin, Séglas et avec M. Roubinovitch, comme un syndrome susceptible de se rencontrer dans diverses formes psychopathiques, en particulier dans la stupeur. Quelle que soit la vérité à cet égard, il est un point de l'histoire de la catatonie sur lequel on n'a pas, à notre connaissance, attiré l'attention jusqu'à ce jour et qui nous paraît cependant d'une réelle importance : il s'agit des rapports de la catatonie avec l'auto-intoxication. On sait déjà, par des faits publiés par Brissaud et Lamy, Dupré et Rabé, Latrou, qu'on peut observer des attitudes cataleptiques dans l'urémie délirante, aiguë ou chronique. Il était donc naturel de penser que la catatonie, dont la caractéristique symptomatique au point de vue physique est précisément la raideur cataleptique, pouvait être en rapport avec une auto-intoxication, surtout rénale. Voici un fait qui le prouve :

Observation. — Le malade dont il s'agit est un homme de vingt-quatre ans, sans profession, sans hérédité pathologique bien marquée et sans antécédents personnels dignes d'être notés. Au milieu de sa bonne santé habituelle, tout à coup, le 12 mai 1897, il se plaint de céphalée, d'embarras gastrique, de lassitude générale. Il entre dans une période d'inappétence et d'insomnie qui dure jusqu'au 23 juin, jour où apparaît une excitation anormale. Le malade est pris d'un besoin impérieux de mouvement et d'excitation désordonnée avec bouffées délirantes variées. Bientôt, son état prend un aspect franchement mélancolique, à type hypocondriaque, et il fait plusieurs tentatives de suicide. C'est dans ces conditions qu'il est pris de contractures généralisées à tout le corps, mais siégeant de préférence aux mains et aux muscles de l'abdomen. Il y a de véritables crises cataleptoïdes, dans lesquelles le corps est raidi, le regard fixé dans le vide, les pupilles démesurément grandies, le corps froid. Au point de vue mental, la stupeur est profonde; le malade profère des sons inarticulés, véritable verbigération : il déchire tout ce qui lui tombe sous les mains; puis, un jour, il sort de sa torpeur, entre dans une phase d'agitation maniaque, brise les glaces de sa chambre, etc. En un mot, il réalise de façon complète le tableau clinique de la catatonie de Kahlbaum.

La nature des phénomènes observés amène notre attention sur la fonction rénale et nous constatons des perturbations qui nous mettent sur la voie du diagnostic pathogénique. Les nombreuses analyses faites nous révèlent, en effet, les particularités suivantes : 1° faible quantité d'urines émises (1.000 c. c. et au dessous); 2° réaction alcaline; 3° forte proportion d'ammoniaque; 4° décomposition de l'urée dans la vessie; 5° présence de traces d'albumine; 6° présence d'acétone; 7° présence de corps appartenant à la série aromatique, probablement la tyrosine ; 8° enfin, présence de phosphore incomplètement oxydé, pouvant aussi être sous la dépendance des troubles profonds que nous constatons.

A partir de ce moment-là, et en raison des troubles constatés du côté de la fonction rénale, nous instituons un traitement visant essentiellement l'auto-intoxication rénale (diurétiques, laxatifs répétés, diète lactée, etc.). Sous l'influence de cette médication, la fonction rénale ne tarda pas à s'améliorer progressivement; le taux de l'urine se releva, et la composition en redevint de plus en plus normale; parallèlement, l'état catatonique s'amenda par degrés, les attitudes cataleptoïdes disparaissant tout d'abord, puis l'agitation, enfin la confusion mentale, et le malade arriva ainsi à une guérison complète qui ne s'est pas démentie depuis trois ans.

Réflexions. — Il résulte de ce cas, dont nous n'avons donné ici qu'un simple résumé, que l'état pathologique désigné sous le nom de catatonie peut être sous la dépendance d'une auto-intoxication rénale. Sans vouloir généraliser, à propos d'un simple fait, nous croyons qu'il doit en être fréquemment ainsi et nous appelons sur ce point important de pathogénie, susceptible de fournir à la thérapeutique une voie efficace, l'attention des observateurs.

Paris et Limoges. — Imprimerie militaire Henri CHARLES-LAVAUZELLE.

www.ingramcontent.com/pod-product-compliance
Lightning Source LLC
LaVergne TN
LVHW021623170726
843501LV00010B/4125